Atemtechnik

-

Entspannung mit der Kraft des Sauerstoffs

Mit einfachen Atemübungen Körper und Geist stärken, Gesundheit verbessern und mehr Lebensenergie im Alltag tanken.

Malte Hunsacher

Inhaltsverzeichnis

1. Einleitung: Lebendiger Geist

Das, was den Menschen am Tiefsten bewegt, hat keine Form ... Das, was ihn leben lässt, ist unsichtbar: Der Atem.

Der Mensch spürt ihn in jeder Sekunde seines Lebens. Überall. Er fühlt, wie er seinen Körper durchfließt, wie er ihn antreibt, seine Leistungen steigert, ja, wie er sein ganzes Denken erst möglich macht ...

Dennoch aber schenken viele Menschen ihrem Atem leider keine weitere Beachtung. Nicht selten sind die Folgen ihrer Gesundheit abträglich. Menschen, die über sehr lange Zeit die eigene Atmung unbeachtet lassen und falsch atmen, können krank werden. Psychisch oder physisch.

Der unsichtbare Atem, der in fernöstlichen Weisheitslehren Chi, Qi oder Prana genannt wird, ist die Quelle des Lebens. Und sein Träger. Das gilt für Mensch und Tier gleichermaßen. Als Mensch hast du allerdings die einzigartige Fähigkeit, deinen Atem bewusst zu spüren und zu erfahren, ihn einzusetzen und damit deine körperliche wie geistige Befindlichkeit zu beeinflussen. Diese Fähigkeit hat einen weitreichenden Zweck. Sie dient nämlich als Brücke zwischen deinem Körper und deinem Geist. Ohne Atem, kein Leben. Und ohne Leben, keine Verschmelzung von Körper und Geist. Der Atem ist Ausdruck des Bundes zwischen diesen beiden Komponenten des Lebens.

Auch wenn Atemübungen und Atemmeditationen zur Bewusstwerdung körperlicher und geistiger Prozesse in der westlichen Welt vielleicht erst seit 200 Jahren einer größeren Öffentlichkeit bekannt sind, so sind sie besonders in den Weisheitslehren des Buddhismus, des chinesischen Taoismus, indischen Hinduismus und des japanischen Zen seit vielen Jahrtausenden verankert. Dort ist der richtige Umgang mit dem eigenen Atem die Grundvoraussetzung für jegliche spirituelle Entwicklung.

Dem deutschen Wort „Atem" liegt tatsächlich das indoeuropäische „Atman" zugrunde, das oft mit „unzerstörbarer Essenz des Geistes" übersetzt wird, der auch kosmische Bedeutung beigemessen wird. Und genauso wie in den altindischen Traditionen die Weltprozesse in Zyklen oder Zeitalter unterteilt werden, hat auch der Atem eine zyklische Natur. Einatmen, ausatmen ... wieder einatmen und ausatmen. Insgesamt etwa 20.000 Atemzüge sind es durchschnittlich am Tag und Millionen in einem Monat. Wie im Falle des sich abwechselnden Herzschlags, so ist es auch die Aufgabe des Rhythmus von Ein- und Ausatmen eine pulsierende Verbindung zu allem Lebendigen zu schaffen. Nicht nur große Bäume, auch winzige Grashalme geben Sauerstoff ab, den du wieder in deine Lungen ziehst. Dann atmest du Kohlendioxid aus, der durch die Pflanzen wiederum aufgenommen wird. Ein Kreislauf des Lebens, mit dem du immer verbunden bist.

Doch geht es nicht nur darum, dass du dein Bewusstsein durch Atemübungen schärfst ...

Beobachtest du deinen Atem und atmest du

bewusst, kannst du z. B. auch effektiv deinen Blutdruck regulieren oder Emotionen wie Angst, Wut und Stress reduzieren. So kann bewusstes Atmen auch für medizinischer und therapeutische Zwecke eingesetzt werden. Gerade in den Ländern der westlichen Welt ist die Atmung der Menschen bedingt durch Schnelllebigkeit, Hektik und Stress. In der Regel wird zu schnell und zu flach geatmet. Kaum jemand atmet richtig durch. Buchstäblich ist die Gesellschaft fast „atemlos". Hinzu kommt, dass viele Menschen mit negativen Emotionen ihren Alltag bestreiten. Sie sind ängstlich, zornig oder depressiv.

Es gibt aber auch automatische Reaktionen des Körpers, durch die die Menschen Alltagssituationen besser umgehen können. Wenn sie erleichtert sind, seufzen sie. Oder wenn sie sich erschrecken, schnappen sie nach Sauerstoff.

Dieses Reaktionsschema des Körpers kannst du dir durch bewusstes Atmen zunutze machen. Steuerst du deine Atmung, kannst du deinem Körper mehr Sauerstoff zuführen und dadurch besser entspannen. Denn deine Atmung wirkt verstärkend auf den sogenannten „Parasympathikus". So wird der vegetative Teil des Nervensystems genannt, der für die unwillkürliche Steuerung der inneren Organe und des Blutkreislaufs verantwortlich ist.

Ihn zu aktivieren, bedeutet die Regeneration und die Mobilisierung körpereigener Energiereserven. Über den sogenannten „Vagusnerv" ist der Parasympathikus mit dem Gehirn verbunden. Dieser Nerv bewirkt, dass eine bewusste Atmung auch positive neuronale Effekte im Bewusstsein hat. Atmest du bewusst und fokussiert, kannst du nicht nur deine Gefühlslage verändern, sondern auch klarer denken. Dabei sind alle sogenannten „sympathischen" Reaktionsschema, die z. B. in Stresssituationen abgerufen werden können, gewissermaßen „ausgeschaltet".

2. Über die Brücke gehen ...

Atmest du bewusst, nutzt du die Brücke, die der Atem ist, und gehst hinüber zu einem ganzheitlichen Verständnis von Körper und Geist.

Das ist die Grundlage für dein Mindset, um das es geht.

Doch wie kannst du abschalten, wenn dich der Alltag gestresst hat?

Atem ist Spannung und Entspannung zugleich. Er ist tatsächlich das, was Taoisten den Beweger und Bewegten bezeichnen. Es ist der Atem, den du brauchst, um Leistung zu bringen und vorwärtszukommen. Und es ist der Atem, den du brauchst, um Ruhe und Entspannung zu finden. Das eine ist allen Menschen bekannt, das andere leider noch zu wenigen. Mit anderen Worten nutzt du deinen Atem, um den Körper zu beruhigen. Doch zuerst musst du die Entscheidung dazu treffen, ein Mindset aufbauen. Denn du kannst dein Gehirn dazu trainieren, alles in die Wege zu leiten, damit es zu einer Entspannung kommt.

Beruhigst du deinen Atem, veränderst du deine Gehirnwellen. Diese sind dafür verantwortlich, welche Gedanken du entwickelst und welche nicht, in welche Stimmungslage du kommst, welche Lösungsmöglichkeiten für Probleme du findest, etc. Dabei schwingt dein Gehirn in einem bestimmten Spektrum, hat eine spezifische Frequenzbreite ähnlich einem Radiosender und Radioempfänger.

Es gibt vier Gehirnwellen-Typen: Am oberen Ende mit bis zu 100 Hz befinden sich die Gamma-Wellen, die du bei mentalen Höchstleistungen aktivierst. Darunter liegen Beta-Wellen mit bis zu 38 Hz, die das Wachbewusstsein steuern. Willst du allerdings über die Brücke zum beruhigten Geist gehen, willst du also zur tiefergelegenen Quelle deiner Gedanken vorstoßen, sind es die Alpha-Wellen, die dich interessieren. Sie eröffnen dir den Weg in den Bereich, den man allgemeinhin als „Unterbewusstsein" bezeichnet.

Wer sich allerdings mit Meditationstechniken und Yoga beschäftigt, bemerkt sehr bald, dass dieses vermeintliche „Unterbewusstsein" eigentlich mehr ein deaktiviertes Überbewusstsein ist, das sich unter der Oberfläche der Beta-Wellen befindet und nur darauf wartet, „kontaktiert" zu werden.

Unter den Alpha-Zustand, in dem dein Körper z. B. auch wesentliche neuronale Botenstoffe wie z. B. das Glückshormon Serotonin ausgeschüttet, gibt es noch die Theta- und Delta-Wellen zwischen 8 bis 0,5 Hz. Der Theta-Bereich ist der Bereich „hinter" der Brücke, über die du gehen musst. Diese Gehirnwellen signalisieren den Bereich des sogenannten „Unterbewusstseins", das immer mit Träumen und Gefühlen verknüpft ist. Kannst du deinen Atem kontrollieren, so dass du während einer Meditation in den Theta-Bereich gelangst, werden z. B. Erinnerungen aber auch kreative Gedanken auftauchen.

Alpha-Wellen dienen dabei als „Bewusstmacher", da sie in den Theta-Bereich führen. Wie es viele Meditierende immer wieder betonen, ist es jedoch schwer, in der Präsenz von Theta-Wellen wach zu bleiben und nicht schläfrig zu werden, denn jenseits von ihnen ist der Delta-Bereich. Delta-Wellen wurden von dem berühmten Psychologen C.G. Jung als Zugang zum „kollektiven Unbewussten" bzw. der „Archetypen"-Welt bezeichnet.

Diese Archetypen spielten schon bei dem vorchristlichen griechischen Dichter Platon eine wichtige Rolle, denn es handelt sich dabei offenbar um „Urbilder", die die fundamentalen Funktionen des menschlichen Lebens steuern. Kannst du mithilfe einer Atemmeditation Alpha-Wellen mit Delta-Wellen kombinieren, bilden sie gemeinsam das, was als „Sechster Sinn" bekannt ist.

Das ist gewissermaßen dein eigenes inneres Radar, das dich mit deiner Umwelt auf sehr subtile feinstoffliche Weise verbindet. Wer sich in diesem Bereich aufhält, verstärkt seine Empathie gegenüber anderen Menschen und Dingen, wird über Dinge informiert, die das Wachbewusstsein an der Beta-Oberfläche nicht erfassen kann.

Je tiefer zu kommst, desto mehr Ruhe wirst du verspüren. Der Alpha-Zustand ist bereits im Gegensatz zu den stark oszillierenden Beta-Wellen ein „Ruhemodus".

Jede Atemübung hat das Ziel, den Meditierenden aus dem Beta-Bereich herauszuholen. Gelingt das, reduziert sich die Menge der Informationen, die dein Gehirn verarbeiten muss. Es schaltet in einen „Sparmodus", der Körper und Geist entlastet. Ruhe, die durch Atemmeditationen eingeleitet wird, ist also eine Gedankenruhe. Das betrifft insbesondere den Frontallappen deines Gehirns, der für logische Denkprozesse (Beta-Wellen) und auch deine Selbstwahrnehmung in der äußeren Welt zuständig ist. Gehst du also über die Brücke des Atems, bewirkst du, dass diese Aktivität des Frontallappens, aber auch des Parietallappens für die raumzeitliche Orientierung immer weiter abnimmt ...

Du kommst zu dir ...

Du schaltest die nach außen gerichteten Sinne immer mehr ab, sodass du dich auf dein Inneres konzentrieren kannst. Das ist die Reise nach innen, die Einkehr.

Der erste Effekt ist, dass sich eine innere Ruhe

einstellt, was zur weiteren Folge hat, dass du zum Wesenskern der Dinge gelangen kannst, unverstellt durch störende Schwingungen, die durch den Nachhall deiner eigenen Gedanken ausgelöst werden.

Dieses „Herunterkommen" ist somit tatsächlich die Verlangsamung der Gehirnfrequenz. Man kann es mit einem Fotografen vergleichen, der in seiner Dunkelkammer Fotos entwickelt. Zuerst ist das, was aufgenommen wurde, schneeweiß. Es gibt keine Umrisse, keine Formen, keine Bilder. Das ist das Chaos deiner Gedanken nach einem stressigen Tag. Du findest keinen Fixpunkt.

Dann, nach und nach, mit zunehmender Entspannung entstehen Formen. Hast du schließlich zu innerer Ruhe gefunden, kannst du nach einer Weile ein vollständiges Bild sehen, so wie es eigentlich ist. Der Weg vom Akt des Fotografierens bis zur Entwicklung der Fotos ist der Weg, den du zurücklegst, bis du über deinem Atem zu innerer Ruhe gekommen bist.

3. Was ist Atmung eigentlich?

Der Weg nach innen ist der Weg zu einem ganzheitlichen Verständnis. Das ist also auch das Verständnis von dem, was in deinem Körper geschieht, wenn du atmest.

Physiologisch betrachtet ist es der Zweck der Atmung Gas auszutauschen, Sauerstoff aus der Luft aufzunehmen und Kohlendioxid wieder abzugeben. Wie alles in der Natur ist das ein Zyklus, denn deine Körperzellen sind von der Sauerstoffzufuhr abhängig. Er dient ihnen zur Verbrennung energetischer Substanzen, die du über deine Nahrung aufnimmt. Das sind also Kohlenhydrate, Fette, Ballaststoffe, etc. Der

Sauerstoff dient also der Gewinnung von Energie, die du aber auch für deine Motorik, Bewegung, zur Aufrechterhaltung deiner Körpertemperatur und aller metabolischen Prozesse im Organismus benötigst. Die Aufnahme von Sauerstoff, den du über die Nase oder den Mund einatmest, erfolgt in der Lunge, von wo aus er über den Blutkreislauf in alle Zellen deines Körpers weitertransportiert wird. Atmest du ein, dehnt sich die Muskulatur zwischen deinen Rippen aus, dein Zwerchfell wölbt sich nach unten. Durch diesen Prozess kann der Sauerstoff in die Lunge strömen, dein Bauch dehnt sich und die inneren Organe erfahren eine Art „Massage".

Dazu kommt es, wenn du eine sogenannte „Zwerchfellatmung" vornehmen kannst. Das nach „unten" atmen und die Zwerchfellkontraktion sind besonders wichtig, da der entstehende Raum ebenfalls von der Lunge ausgefüllt werden kann. Das Zwerchfell, das eine Abgrenzung zwischen Bauch- und Brustraum darstellt, macht bei richtiger Zwerchfellatmung oder Bauchatmung etwa 80% deines gesamten Atemvolumens aus. Aber auch das sogenannte „Lungenfell" spielt bei der Atmung eine wesentliche Rolle. Es umgibt beide Lungenflügel und das Rippenfell. Dieses befindet sich auf der Innenseite deines Brustkorbes und des Zwerchfells. Dazwischen liegt ein sehr schmaler Spalt (Pleurahöhle), der von einer Flüssigkeit ausgefüllt ist. Durch diese verklebten Häutchen ist es möglich, dass die beiden Systeme flexibel sind und überhaupt verschoben werden können. Wenn sich dein Brustkorb anhebt, wird das Lungenfell vom Brustfell mit hochgezogen, wodurch in deiner Lunge ein Unterdruck entsteht, durch den der Sauerstoff überhaupt erst eingezogen werden kann. Wenn sich deine Atemmuskulatur beim Ausatmen wieder entspannt, wird die Luft analog wieder aus deiner Lunge herausgepresst.

Wenn in deiner Lunge ein Unterdruck entstanden ist und es in den Bronchien und Lungenbläschen also zu besagtem Gasaustausch kommt, wird sauerstoffarmes Blut aus der rechten Herzkammer in deine Lunge gepumpt. Durch die Verästelungen der Blutgefäße wird das Blut in die Lungenbläschen geleitet. In der Lunge kommt es zur Sauerstoffaufnahme aus dem Blut, wonach das nun mit Sauerstoff angereicherte Blut wieder über die linke Herzkammer in deinen Körper gepumpt wird.

Die Regelung der Atmung erfolgt unwillkürlich, was bedeutet, dass du nichts dazu tun musst. Die Steuerung geht vom Hirnstamm aus, wobei das sogenannte „Atemzentrum" eng mit dem vegetativen Nervensystem verbunden ist. Dieses besteht aus Sympathikus und Parasympathikus. Man kann vereinfacht feststellen, dass es der Sympathikus ist, der für das Einatmen zuständig ist. Der Parasympathikus übernimmt dagegen die Ausatmung. Aufgrund dieser Vernetzung ist es möglich, mit Therapien und Atemübungen regulatorisch auf das vegetative Nervensystem einzuwirken.

Wenn du meditative Atemübungen machst, veränderst du deine Atemfrequenz. So ist es wichtig zu wissen, dass diese im Ruhezustand bei einem erwachsenen Menschen bei etwa 14 Atemzügen pro Minuten liegt, wobei 7 Liter Luft ein- und ausgeatmet werden. Dieser Vorgang wird in der Regel etwa 20.000 Mal pro Tag wiederholt.

Obwohl die Atmung vom Stammhirn gesteuert wird, bist du in der Lage mit der exspiratorischen Atemhilfsmuskulatur, d.h. der Bauchmuskulatur, das Ein- und Ausatmen zu manipulieren bzw. bewusst herbeizuführen. Es ist im ganzheitlichen Kontext der Bewusstseinsentwicklung bemerkenswert, dass die Atmung die einzige autonome Funktion des Organismus ist, die willentlich beeinflusst werden kann. Aber das bezieht sich erst mal nicht auf Atemübungen, sondern auf Dinge, an die man gar nicht denken mag, wie z. B. Sprechen, Singen und Husten.

Es wird zudem unter zwei Atmungsarten unterschieden. Es gibt die innere und die äußere Atmung, wobei letztere im Gastaustauschprozess in deiner Lunge besteht. Sauerstoff wird aufgenommen und Kohlendioxid wieder abgegeben. Die innere Atmung ist dagegen ein Vorgang, der durch den aufgenommenen Sauerstoff in den Körperzellen ausgelöst wird. Seine Funktion besteht in der Gewinnung von Energie, d.h. der Sauerstoff wird dazu verwendet, um die mit der Nahrung zugeführte Glukose zu Kohlendioxid und Wasser abzubauen. Dieser Prozess setzt Energie frei.

- Atemtherapie

Wie bereits mehrfach angeführt, kann die Atmung therapeutisch eingesetzt werden. Dafür kommen z. B. Atemübungen infrage, bei denen es um aktivierendes, aufdeckendes Atmen geht, wodurch der Sympathikus angeregt wird. Tiefer liegende Emotionen können z. B. durch eine willentlich beschleunigte Atmung aktiviert werden. Betont man das Einatmen, können Gefühlshemmungen therapeutisch behandelt

werden. Man setzt diese Form der Atem-Manipulation aber auch ein, wenn es darum geht, Depressionen zu behandeln, die sich durch einen
Antriebsmangel äußern. Dabei wird durch
verstärktes Einatmen der persönliche Energiepegel gesteigert, was das Wohlbefinden
verbessert.

Entspannendes bzw. beruhigendes Atmen
dagegen aktiviert den Parasympathikus, der besonders mit dem Vagusnerv in der Verbindung
steht. Betont man das Ausatmen, atmet man zur
Mitte hin, werden Verspannungen gelöst, aber
auch Ängste und Stresssymptome abgebaut.
Grundsätzlich geht es bei atemtherapeutischen
Übungen darum, beide Atmungen zu kombinieren, sodass eine verstärkte Einatmung zu mehr
Selbstvertrauen führt und die darauffolgende

verstärkte Ausatmung mehr Entspannung mit sich bringt. Eine derartige Atemtherapie hat folgende physiologische Vorteile:

- Mehr Sauerstoff

- Tiefen-Entspannung

- Verbesserter Stoffwechsel

- Verstärkung der Bauch- und Brustmuskulatur

- Stärkung des Beckenbodens

- Verbesserte Verdauung

- Steigerung der Körperdrüsenaktivität

- Verbesserte Abbau von Stoffwechselendprodukten

- Verbesserte Entgiftung

- Stärkung des Immunsystems

- Verbesserte Regenerationsfähigkeit

Geistig-seelisch betrachtet wirken sich atemtherapeutische Übungen wie folgt aus:

- Entspannung des Geistes

- Befreiung von alten Denkschemata

- Aufkommen eines Glücksgefühls

- Aufkommen eines Geborgenheitsgefühls

- Bewusstwerdung des wahren Wesenskerns

- Mentale Klarheit

- Stärkung des individuellen Willens

- Aufkommen eines Gefühls von Leichtigkeit

- Gestärkte Lebensfreude

- Gestärktes Vertrauen in das eigene Leben

- Verstärkte ungezwungene Liebesgefühle

- Verstärkte Erkenntnis von höheren Ordnungsschemata

4. Was die Weisheit lehrt …

Wenn du dich mit richtigem, gesundem und auch meditativem Atmen beschäftigst, solltest du zuerst eine Selbstanalyse starten. Das bedeutet, dass du dich selbst einmal eine Zeit lang überprüfen musst. Dabei stehen folgende Fragen im Mittelpunkt, die du dir ehrlich selbst beantworten solltest:

Wie atme ich?

- Zu welchem Atemtypus gehöre ich, d.h. atme ich eher schnell oder langsamer?

- Wie verändere ich meine Atmung in Stresssituationen?

- Wie bewusst atme ich bereits?

Diese Selbstanalyse solltest du im Alltag vornehmen. Achte darauf, wie du in verschiedenen Situationen atmest. Vielleicht wirst du feststellen, dass du zu flach atmest, weil du bei tiefer Atmung sogar eine Art „Furcht" verspürst. Denn Tiefenatmung bedeutet, dass du ein gewisses Vertrauen in dich und vor allem deine Umwelt haben muss, denn es kommt einer Öffnung gleich. Im Alltag allerdings ist es häufig genau das, was Menschen nicht wollen.

Die Effekte auf unser geistiges Wohlbefinden lassen sich durch eine falsche Atmung relativ schnell feststellen. Was das Physiologische betrifft, dauert es etwas länger. Du bemerkst nicht sofort, wenn du durch eine zu flache Atmung zu wenig Sauerstoff aufnimmst. Erst wenn man nach einer Weile, eine Pause einlegen muss oder sogar an akuter Atemnot leidet, macht sich das Defizit bemerkbar. Erst dann beginnt man tief in den Bauch zu atmen. Bauchatmung muss aber nicht erst zur Überwindung einer akuten Atemnot durchgeführt werden. Du kannst dich daran gewöhnen, regelmäßig in den Bauch hinein zu atmen. Leider kommt es bei vielen Menschen erst im Schlaf zu einer effektiven Bauchatmung, bei der die Lunge besonders in ihrem unteren Drittel gut durchblutet wird, was die Sauerstoffaufnahme somit erhöht.

Sind Menschen im Stress, vergessen sie leider meistens die Atmung in den Bauch. Stattdessen neigen sie zur Brust- oder Schulteratmung, die schnell zu Verspannungen führt und eine stressige Situation kaum „entschärft". Bei dieser Form der Atmung wird nur der Oberkörper, die Schultern oder der Brustkorb bewegt. Der

Bauch senkt und wölbt sich nur leicht nach innen. Diese Atmung führt dauerhaft zur Kurzatmigkeit und Gefühlen der Beklemmung.

Dagegen hilft nur der bewusste Umgang mit dem Atem ...

2. Atemübungen für den Alltag

Kannst du während deiner Übungen den Vagusnerv stimulieren, regst du die Ausschüttung von Neurotransmittern an. Diese Botenstoffe, sogenannte „Acetylcholine", helfen dir dabei, deine Konzentrationsfähigkeit zu erhöhen oder auch zu entspannen. Nachstehend findest du 10 leichte traditionsunabhängige Atemübungen, die sich einfach in jeden Alltag integrieren lassen und mit denen du deine Atmung kontrollieren kannst, um Kreativität und Leistungsfähigkeit zu erhöhen und Stress abzubauen.

- Die 4-6-8-Methode gegen Stress

Setz dich aufrecht mit geradem Rücken hin,

damit du frei und ungehindert atmen kannst. Du kannst dich auch gerade hinstellen, wenn dir das lieber ist. Halte die Schultern gerade, lege deine Hand auf den Bauch und konzentriere dich auf die Stelle, wo deine Hand liegt. Dann atmest du durch die Nase ein und lenkst deinen Atem an diese Stelle. Dabei sollte sich der Brustkorb aber nicht heben. Dann atmest du langsam und tief durch die Nase ein und zählst bis vier. Jetzt die Luft anhalten und bis sechs zählen. Dann den Mund öffnen und ausatmen, bis acht zählen. Diese Übung solltest du mindestens 5 Mal wiederholen. Wenn du sie einige Male absolviert hast, wirst du deine Hand nicht mehr auf den Bauch legen müssen, die Atmung wird automatisch in den Bauch gelenkt werden.

- Atemübung mit gespitzter Zunge

Du kannst das Zwerchfell mit deiner Zunge beeinflussen. Dafür hältst du deinen Mund geschlossen und drückst deine Zungenspitze bis an die Zähne und an den Gaumen. Stelle dir dabei vor, du würdest den L-Laut aussprechen. Jetzt bewusst durch die Nase ein- und ausatmen. Schon nach einigen Malen wird dein Stresspegel spürbar abnehmen. Auf diese Weise kannst du aber auch Platzangst buchstäblich weg atmen. Wenn du die Übung steigerst, indem du die Luft jedes Mal beim Ausatmen durch den gespitzten Mund pustest, wird deine Atmung sich vertiefen.

- Atemlenkung

Hier eine leichte Übung, die dir dabei hilft, richtig zu atmen und dich dabei auch bewusst auf deinen Atem zu konzentrieren. Setz dich auf einen Stuhl, wobei der Rücken gerade gehalten werden sollte. Eine hohe Stuhllehne ist empfehlenswert. Auf jeden Fall muss der Rücken gestützt werden. Dann atmest du ruhig ein, wobei du dem Atem so nachspürst, dass du merkst, wie er sich in deinem gesamten Körper belebend verteilt. Atme nicht in die Brust, sondern versuche den Atem bewusst in deinen Bauchbereich hinunter zu lenken. Wenn dir das problemlos gelingt, solltest du zwischen Bauch- und Brustatmung abwechseln, wobei es darauf ankommt, die Unterschiede zu erspüren, die dieser Wechsel mit sich bringt.

- Langes Ausatmen

Für diese Atemübung stellst du dich aufrecht hin, wobei du darauf achten musst, dass deine Füße etwa schulterbreit auseinanderstehen. Dann mit der Übung beginnen, indem du erst mal langsam und ruhig einige Atemzüge nimmst. Dabei atmest du durch die Nase ein und durch den geöffneten Mund wieder aus. Ein- und Ausatmen solange wie möglich durchhalten, d.h. etwa 5 Sekunden einatmen bzw. Luft holen und etwa 5 Sekunden wieder ausatmen. Nun folgt der 2. Teil der Übung. Dabei versuchen, das Ausatmen zu verlängern, d. h. nach Möglichkeit doppelt so lange auszuatmen wie einzuatmen. Aber langsam beginnen. Anfangs kürzere Atemzüge nehmen, d. h. 3 Sekunden fürs Einatmen und 6 Sekunden fürs Ausatmen aufwenden. Wenn du das ohne

Schwierigkeiten schaffst, kannst du dich steigern. Es ist unbedingt darauf zu achten, nicht zu viel Luft auf einmal auszuatmen, sondern die Luft nach und nach aus der Lunge zu ziehen.

- Rhythmische Atmung

Bei dieser Übung musst du durch die Nase ein und durch den Mund langsam und tief ausatmen. Das trainiert den rhythmischen Atem. Beim Atmen die Sekunden zählen, die du benötigst. Dabei geht es nicht darum, möglichst viel Atemzüge zu tätigen, sondern einen ganz eigenen Atem-Takt zu entwickeln, was dir deinen Atem noch bewusster werden lässt. Also z. B. 5 Sekunden lang einatmen. Danach 2 Sekunden Atempause. Anschließend 5 Sekunden lang ausatmen.

- Stückweise Atmung

Bei dieser Übung geht es darum, die Atmung zu beruhigen, wobei du beim Einatmen dein Lungenvolumen auszunutzen musst. Dafür stellst du dich hin, wobei der Rücken gerade gehalten und deine Füße etwa schulterbreit auseinanderstehen sollten. Dann tiefe Atemzüge durch die Nase machen und den Atem 3-5 Sekunden lang anhalten. Anschließend damit anfangen, die eingezogene Luft durch die Lippen, die fast geschlossen sein müssen, wieder auszuatmen. Eine Pause einlegen und wieder 3-5- Sekunden die Luft anhalten. Danach genauso wie beim ersten Mal wieder stückweise ausatmen. Das wird solange wiederholt, bis die gesamte Luft aus der Lunge gepresst wurde. Bevor du diese Übung insgesamt 3 Mal wiederholst, musst du jeweils eine kurze Pause einlegen. Dann von vorne beginnen.

- Atemverlangsamung

Wenn du dich in einer stressigen Lage befindest, beschleunigt sich die Atmung. Das ist ganz normal. Du atmest häufiger ein als sonst, wodurch sich jedoch dein Stress nicht verringert. Das Gegenteil ist der Fall. Der Stresspegel steigt an. Doch damit du dich nicht noch weiter in den Stress hineinsteigerst, kannst du deine Atmung bewusst verlangsamen. Dafür musst du dich aufrecht hinsetzen und die Augen schließen. Dann tief durch die Nase ein- und ausatmen. Das hat zur Folge, dass du bereits nach mehreren Atemzügen bemerken wirst, dass du spürbar ruhiger wirst. Ist das geschehen, verlängerst du nun den Prozess des Einatmens. Um das zu bewirken, holst du einige Male 5 Sekunden lang Luft. Diese Phase steigerst du dann auf 6 oder 7 Sekunden, je nach Bedarf. Wenn du tief und langsam atmest, ist die Ruhe im ganzen Körper für dich spürbar. Doch bei dieser Übung ist darauf zu achten, die Luft langsam auszuatmen und nicht in zu schnelles Ausatmen zu verfallen.

- Atemübung mit angewinkelten Armen

Diese Übung ist sitzend und stehend durchführbar. Du winkelst deine Arme vor dir etwa auf Brusthöhe an und achtest darauf, dass die Fingerspitzen direkt voreinander positioniert sind. Sie sollten sich leicht berühren. Dann beginnst du, tief und langsam durch die Nase einzuatmen, wobei du deine Arme nach und nach immer weiter nach außen bewegst. Das erreichst du, indem du deine Ellenbogen voneinander wegziehst. Deine Schultern bleiben immer angespannt, wobei du versuchen solltest, die Endposition deiner Ellenbogen einige Sekunden lang beizubehalten. Mit dem Ausatmen durch den Mund beginnst du dann die Fingerspitzen wieder zusammenzubringen, bis du die Ausgangsposition deiner Übung wieder eingenommen hast. Die Arbeit mit den Armen unterstützt das tiefe Atmen auf besondere Weise, wodurch du das volle Lungenvolumen ausnutzen kannst.

- Atemübung mit Armen und Beinen

Bei dieser Übung nimmst du stehend eine aufrechte Position mit geradem Rücken ein. Deine Arme liegen am Körper an. Nun beginnst du mit dem tiefen Einatmen, wobei du gleichzeitig deine Arme passend zum Rhythmus deines

Atems nach vorne und weiter nach oben bewegst, und zwar so weit, bis diese über deinem Kopf ganz ausgestreckt sind. Dabei ist es wichtig, dass du deinen Körper dehnst, soweit es geht. In dieser Stellung verharrst du einige Sekunden lang. Dann beginnt das Ausatmen, während du gleichzeitig deine Arme wieder nach unten bewegst und deinen gesamten Oberkörper nach vorne beugst, soweit du kannst. Dann die Arme weit nach unten ausstrecken und die Beine durchgestreckt lassen. Wenn du das nächste Mal wieder einatmest, begibst du dich mit deinem Körper wieder in die aufrechte Ausgangsposition.

- Atemübung mit ausgestreckten Armen

Um diese Übung durchzuführen, setzt du dich auf einen Stuhl. Dein Rücken sollte gerade gehalten werden, die Beine angewinkelt sein. Deine Arme werden seitlich durchgestreckt und zeigen zum Boden. Wenn du einatmest, hebst du die ausgestreckten Arme so weit an, bis sie eine waagerechte Position auf Schulterhöhe erreicht haben. Jetzt muss die Luft kurz angehalten werden, wobei die Arme in der Position verbleiben. Beim Ausatmen senkst du deine Arme wieder seitlich zum Boden. Es ist hilfreich sich dabei vorzustellen, wie die Atemluft durch die Arme in den Körper hinein- und wieder herausgepumpt wird. Durch die parallele Körperbewegung unterstützt du nicht nur deinen Atem, es gelingt dir auch besser, in deinen Bauch zu atmen. Aber auch die Bronchien werden durch diese Übung gestärkt.

2. Lautatmung

Unter der „Lautatmung" versteht man gewissermaßen die Verlängerung des Ausatmens, bei der du deine Ausatemphase bewusst mit Lauten unterstützt. Diese Methode bewirkt, dass die Restluft in deiner Lunge tatsächlich vollständig ausgeatmet wird. Der Grund ist sehr einfach und hat medizinische Gründe. Restluft, die in den Lungenbläschen verbleibt, bildet ein günstiges Milieu zur Ausbreitung von Keimen und Bakterien. Außerdem führt sie in der Regel zu einer Übersäuerung des Organismus, wobei zusätzlich die Lungenbläschen blockiert werden, sodass diese keine neue, sauerstoffreiche Luft aufnehmen können.

Wie der Begriff schon besagt erzeugst du bei der Lautatmung einen Ton, während du ausatmest. Dieser Ton, der auch ein Geräusch sein kann, besteht meistens aus einem Wort, einem Satz oder einer bewussten Lautfolge, d. h. einem Mantra. Lautatmung kann man aber auch durchführen, wenn man Vokale artikuliert. Dazu weiter unten noch Näheres. Manche Menschen singen aber oder rufen etwas aus. Auch Summen ist möglich. Wichtig ist, dass du bei der Lautatmung keinen Druck erzeugst oder eine innere Spannung aufbaust, wobei du die gesamte Muskulatur trainierst, die für tiefes Ausatmen eingesetzt werden kann. Das sind neben den Bauchmuskeln auch die Rumpf- und Rückenmuskeln. Atmest du aus, während du Töne welcher Art auch immer erzeugst, entlastest du deine Wirbelsäule und deine Bandscheiben. Grundsätzlich gilt: Wer richtig ausatmet, atmet auch richtig ein.

Wie kannst du Zugang zur Lautatmung finden?

Die einfachste Methode besteht in der Vokalatmung, wobei du die Vokale I, E, A, O, U einsetzen musst, um dein Ausatmen entsprechend zu verlängern und die Muskelpartien, von denen oben die Rede war, zu mobilisieren. Das sieht in der Praxis wie folgt aus:

Beim ersten Ausatmen artikulierst du ein „I" solange, bis sich keine Luft mehr in deiner Lunge befindet. Dann atmest du tief ein und sprichst beim zweiten Ausatmen den Vokal „E" aus. So gehst du weiter vor, bis du beim „U" angekommen bist. Danach die Lautatmung wiederholen. Falls du nach den ersten beiden Malen der Praxis eine Muskelermüdung verspüren solltest, ist es ratsam die Lautatmung mehrere Male am Tag durchzuführen, um die betroffene Muskulatur zu stärken. Dann liegt es an dir, die Lautatmung zu verlängern und 4 oder 5 Durchgänge zu praktizieren. Falls du keine Möglichkeit zur Lautatmung hast, weil du vielleicht jemand störst, empfiehlt es zu summen, anstatt laut zu artikulieren.

Die Vokalatmung basiert auf der Wirkung der einzelnen Laute, die unseren Körper in Schwingung versetzen wie alle anderen Töne oder Geräusche auch. Dein Organismus ist ein Resonanzkörper, der Schwingungen wahrnimmt. Das kann durch Sprechen, aber auch durch Trommeln oder Klatschen geschehen. Verlängerst du deine Ausatemphase mit der Unterstützung von Vokallauten, wirkst du gezielt auf innere Organe, aber auch auf deine sieben Chakren ein. Vokalatmung stimuliert diese feinstofflichen Energiezentren und unterstützt somit auch gezielte Chakren-Atmung, zu der später noch nähere Einzelheiten folgen.

Wie aber wirken die Vokale im Einzelnen?

- Das „I" wirkt direkt auf deinen Kopf, das Gehirn und das Kronenchakra ein. Es hat wohltuende Effekt auf zerebrale Vorgänge und das Denken, aber auch auf den Nasen- und Gaumenbereich, sowie deine Kehle.

- Das „E" wirkt positiv auf die Schilddrüse ein, die mit deinem Stoffwechsel in Verbindung steht. Intonierst du ein „E", erreichen die Schwingungen dein Kehlchakra.

- Das „A" erreicht mit seinen Schwingungen die Bereiche deiner Nacken- und Kiefermuskulatur, aber auch Rachen und Lunge. Ferner ist es das Herzchakra, das vom „A"-Laut" positiv beeinflusst wird.

- Das „O" hat als tiefer Laut eine stimulierende Wirkung auf den Bauchbereich und die unteren Organe, aktiviert aber auch das Solarplexus-Chakra.

- Das „U" intonierst du, wenn du tiefstmögliche Schwingungen erzeugen willst. Seine Wirkung ist entspannend und krampflösend, wodurch es gegen Verspannungen und Beschwerden im Unterleib hilft. Ein weiterer Effekt ist die Harmonisierung des Erd- oder Wurzelchakras.

3. Der Mystische Orient: Sufi-Atmung

Der Weg zu den fernöstlichen Weisheitslehren, in denen der Atem schon immer eine bedeutsame Rolle in der Medizin und Meditationspraxis gespielt hat, führt uns geografisch gesehen über den Orient. Über viele Jahrhunderte hinweg bis heute hat der Orient immer die Funktion einer Kulturbrücke in den Fernen Osten eingenommen.

Tatsächlich kamen bereits Ende des 19. Jahrhunderts auch die ersten Meditations- und Atemtechniken aus den Ländern der Erzählungen aus „Tausend-und-einer-Nacht" nach Europa. Mittlerweile sind sie ein wenig in Vergessenheit geraten, da sich die meisten

Menschen auf die philosophischen Weltanschauungen des Buddhismus oder Taoismus oder die uralten Traditionen der Veden oder des Hinduismus konzentrieren. Die mystische Seite des Orients bleibt dabei oft unbekannt.

Nachstehend eine Atempraxis, die sich mit den vier Elementen beschäftigt, und als „Sufi-Atmung" bezeichnet wird. Der Begriff „Sufi" bezieht sich auf geistig tätige (nicht „geistliche") Gruppen im alten wie modernen Islam, die sich bewusstseinserweiternder Praktiken bedienen, bei denen die Handhabung des Atems immer im Mittelpunkt steht. Einer der bekanntesten Sufis namens Rumi nannte das bewusste Atmen auch den Weg sich an das Göttliche im Menschen zu erinnern. Und von Shah Naqshband wird folgender Ausspruch überliefert: „Die Ordnung der Welt ist auf dem Atem errichtet worden. Darum sei der Atem beim Ein- und Ausatmen und auch dazwischen stets gut gehütet." Das Sufi-Atmen setzt den sogenannten „Mystischen Orient" stets als Ziel der meditativen Reise. Dieser Orient ist der nicht-geografische Ort, an dem das innere Licht des Bewusstseins aufgeht. Zu diesem Ort soll der Pilger des Atems zurückkehren. Dafür steht ihm oder ihr der Überlieferung des berühmten Sufis Ibn Arabi zufolge die sogenannte „Aktive Imagination" zur Verfügung, unter der nichts anderes verstanden wird als der lebendige bewusst gewordene Atem, auf dessen Flügeln die Unendlichkeit erreicht wird. Die Sufis sagen, dass ein Mensch, der bewusst atmet, sich selbst an die Hand nimmt ...

- Al Ard: Der Atem der Erde

Auf der Erde steht jeder Mensch mit seinen Füßen. Die Erde ist seine Stütze, gibt im Halt. Darum ist der Erdatem auch mit dem Körper feinstofflich verbunden. Die Erde zu atmen ist dann auch der Beginn dieser Sufi-Atemübungen:

Um den Erdatem zu spüren, atmest du ruhig und entspannt durch die Nase ein und durch die Nase auch wieder aus. Diese Atmung, stärkt und nährt deinen Körper, wenn du sie bewusst durchführst. Der Erdatem überträgt seine Dynamik auf deinen Körper, was den Effekt hat, dass du dich in deinem Körper wohl behütet und geborgen fühlst. Um diese Wahrnehmung zu bekommen, musst du langsam ein- und ausatmen und versuchen diese Qualität wahrzunehmen. Da der Erdatem mit deinen Sinnen verbunden ist, die du zum Leben brauchst, steigert er diese auch. Du siehst, hörst, riechst, schmeckst und tastest. Konzentriere dich also auf deine Sinne, um die Fülle des irdischen Geschenks spüren zu können.

Dann lenkst du deinen Atem zu deinen Augen. Wenn du einatmest, stellst du dir vor, wie du deinen Augen Sehkraft und Energie gibst. Beim Ausatmen stellst du dir vor, dass du deine Augen reinigst, damit du die Dinge der Welt um dich herum klar wahrnehmen kannst. So atmest du also eine Weile lang zu deinen Augen hin und verspürst, wie sich deine Weltsicht weitet. Dann lenkst du deine Aufmerksamkeit beim Einatmen zu deinen Ohren hin. Jedes Mal, wenn du durch die Nase einatmest, wird deine Hörkraft gestärkt. Und mit jedem Ausatmen reinigst du dein Gehör von allen negativen Einflüssen bzw. Geräuschen, die sich störend auf dein Denken auswirken.

Als Nächstes lenkst du deine Wahrnehmung auf deinen Geruchssinn, was leichter fällt, da du ja bereits durch die Nase atmest. So spürst du deine Nase intensiv. Der Geruchssinn ist sehr empfindlich, oft viel empfindlicher als alle anderen Sinne. Versuche während des Einatmens feinste Gerüche wahrzunehmen. Oder aber es tauchen Erinnerungen an Dinge in deinem Bewusstsein auf, die mit Gerüchen oder Düften verbunden sind. Nimm sie wahr, akzeptiere sie, durchlebe sie. Durch die Luft, die du durch die Nase einziehst, merkst du, wie deine Erinnerungen neu belebt werden. Dann konzentriere dich auf deinen Mund bzw. deinen Geschmackssinn. Auch ihm muss die positive und belebende Wirkung des Atems zuteilwerden.

Jedes Mal, wenn du ausatmest, reinigst du deine Geschmacksknospen von allem Unangenehmen. Das musst du so intensiv tun, dass du das Gefühl bekommst schlucken zu müssen.

Der letzte deiner Sinne ist der Tastsinn, was nicht nur deine Hände, sondern den gesamten Körper betrifft. Aber auch Muskeln verfügen über unzählige Tastnerven. Versuche dich durch deinen Körper beim Einatmen zu fühlen und ihn bei jedem Ausatmen von negativen Einflüssen zu reinigen. Der Atem wird deinen Tastsinn verbessern, du wirst tatsächlich nach dieser Atemübung mehr fühlen können als vorher. Lass die Übung auf alle Fälle einige Zeit nachwirken.

- Al-Ma: Der Atem des Wassers

Diese Atemübung gilt dem zweiten Element, dem Wasser. Es ist das Element des Lebens, da es seine Existenzgrundlage bildet. Ohne Wasser, kein Leben. Die Haupteigenschaft des Wassers ist das Fließen, dem deine Aufmerksamkeit bei dieser Übung auch gelten soll. Dafür atmest du ruhig und entspannt durch die Nase ein und durch den geöffneten Mund wieder aus. Das solltest du eine Weile tun.

Wenn der Atem gleichmäßig geworden ist, fokussierst du dich darauf, was in deinem Leben nicht fließt. Dabei atmest du in dein Herz hinein und versuchst zu schauen, welches Leben du gerne leben möchtest. Es geht dabei immer um den Fluss des Lebens ...

Du stellst dir die Fragen: Welche Gefühle verberge ich? Wann lasse ich meiner Liebe gegenüber anderen Menschen nicht freien Lauf? Wann schweige ich, wenn ich eigentlich etwas sagen müsste? Aber auch die Frage nach dem, was du dir wünschst solltest du dir stellen.

Dabei atmest du ruhig in dein Herz hinein und versuchst dich auf den physiologischen Ort deines Herzens zu konzentrieren. Jedes Mal, wenn du ausatmest versuchst du dir vorzustellen, wie die Dinge, die starr sind, ins Fließen geraten. Der Wasseratem ist die Welt der Emotionen, die wie das Wasser sind. Mal ruhig, mal aufgewühlt oder sogar stürmisch. Aber gerade das ist deine Lebendigkeit und die Lebendigkeit des Universums. Dein Atem soll dieser Lebendigkeit in dir und dich herum neue Nahrung gehen.

Je stärker das Ein- und Ausatmen dem Wasser und seiner ureigenen Natur des Fließens zugewandt wird, desto mehr spürst du, wie sich inneren Verspannung oder mentale Blockaden auflösen. Wenn du solche Blockaden bemerkst, lenkte deinen Atem auf diese Stelle. Dein Atem soll zum Träger deiner Aufmerksamkeit werden. Dann kannst du das Aufgestaute, das Verhärtete mit deinem Ausatmen wieder in den Fluss des Lebens integrieren. Nach der Übung solltest du dich etwas ausruhen und sie nachwirken lassen.

An-Nar: Der Atem des Feuers

Feuer ist ein sehr machtvolles Element. Es ist für dich ein Energiespender. Um diese Übung durchzuführen, atmest du durch den geöffneten Mund ein und durch die Nase wieder aus. Alles was Feuer betrifft, betrifft Energie, Kreativität, schöpferischen Willen.

Stell dir beim Atmen vor, dass du von Energie umgeben bist und das jedes Einatmen diese Energie in deinen Körper bringt. Wenn du dann ausatmest, lässt du deinen Körper in deiner Vorstellung hell aufleuchten, was einen Reinigungseffekt hat. Denn Feuer ist auch das Element der Reinigung. Der Atem des Feuers löst Blockaden auf und dient der Entgiftung. Dafür musst du einatmen und deinen Atem jedes Mal bis zum Solarplexus in der Mitte deiner Brust hochziehen. Bei jedem Ausatmen lässt du den Atem wieder als helles Licht sich ausbreiten und abstrahlen.

Praktizierst du das eine Weile lang, wirst du bemerken, dass sich in dir eine positive schöpferische Lebenskraft aufbaut. Das musst du zulassen und genießen, auch wenn es eine sehr mächtige Kraft ist. Atme also ein und nimmt diese Feuerkraft immer mehr in dich auf. Atme aus und sehe dich als ein Lichtwesen. Dann kannst du dir die Frage stellen: „Was ist mein brennendster Wunsch?" Dabei solltest du deinen positiven Leidenschaften nachspüren. Je länger du diese Übung durchführst, desto mehr Feuerkraft baust du auf und desto mehr schwingst du durch das innere Strahlen auch nach außen.

An-Nas: Der Atem der Luft

Das Element „Luft" ist das Sinnbild der Unendlichkeit und auch des geistigen Fliegens. Für diese Übung atmest du durch den geöffneten Mund ein und durch den geöffneten Mund auch wieder aus. Nach einer Weile des ruhigen und bewussten Atmens wirst du bereits die Qualität des Luftatems spüren. Mit dieser Atmung trittst du gewissermaßen in die unendliche Welt des Bewusstseins ein. Es ist raum- und zeitlos, kann sich ausdehnen und zusammenziehen wie es will.

Jedes Mal, wenn du ruhig eingeatmet hast, ist es wichtig, sich mit dem Ausatmen weit in das Universum auszubreiten. Dabei soll das Bewusstsein auftreten, dass du selbst Bewusstsein bist. Spüre, wie du selbst das Ganze und nicht weniger als das Ganze bist. Dann versuche auch, deinen inneren Raum zu erfassen, der ebenfalls grenzenlos ist. Dabei wird das Gefühl des Zeitlichen immer mehr verschwinden. Und mit diesem Zeitgefühl werden sich auch zeitlich bedingte Blockaden, Verspannungen und Sorgen auflösen. Während du langsam ein- und ausatmest, schaue tief in dich hinein und stelle dir die Fragen:

„Worin besteht mein ureigener Lebenstraum?"

„Was möchte ich in meinem Leben bewirken?"

Diesem Traum, der aus der Unendlichkeit kommt, musst du mit deinem individuellen Atem Leben geben. Denn dein eigener Atem ist ein Teil dieser Unendlichkeit. Machst du ihn dir bewusst, machst du dir auch das Wesen der Unendlichkeit bewusst. Nach dieser Übung solltest du dich ein wenig ausruhen.

4. Die Essenz des Glücks: Pranayama

Das sogenannte „Pranayama", das aus der altindischen Tradition stammt, ist Bestandteil des achtgliedrigen Pfades nach Patanjali. Patanjali ist der überlieferte Name eines indischen Gelehrten aus dem 2-4 nachchristlichen Jahrhundert, der Verfasser des sogenannten „Yogasutra" war. Aus diesem Grunde gilt er allgemein als der „Vater des Yoga", aber auch als Schöpfer der ayurvedischen Schrift. Der achtgliedrige Pfad hat die geistige Erleuchtung als Zielsetzung. Die Praxis des Pranayama wird erstmalig im 2. Kapitel seiner Yogasutra genannt, wo es heißt:

„Achtung gegenüber deinen Mitmenschen (Yama) und gegenüber dir selbst (Niyama), Harmonie mit deinem Körper (Asana), deiner Energie (Pranayama), deinen Emotionen (Pratyahara) und deinen Gedanken (Dharana), schließlich Versenkung (Dhyana) und Ekstase (Samadhi), sind die Glieder des achtfachen Pfades.“

Das Wort „Pranayama“ selbst leitet sich von „prana“ („Atem“) und „yama“ („Weg“) oder „ayama“ („Erweiterung“) ab. Es ist somit die Lehre vom Atemfluss, der bewusst gesteuert werden muss, um die Lebensenergie, die man Ki, Chi oder Qi nennt, zu aktivieren und zu lenken. Wer Pranayama praktiziert, diesen

Bewusstwerdungsweg geht, leitet seine Energien über den Atem, wodurch es zu einer Erweiterung, d. h. Entfaltung der Lebensenergie kommt.

Diese Lehre geht davon aus, dass die Lebensenergie, die in jedem Menschen vorhanden ist, durch verschiedenste Tätigkeiten beeinflusst wird. Das sind körperliche Aktivitäten, wie Bewegung, Sport, Sex, aber auch geistige Aktivitäten und Emotionen. Aus dieser Perspektive ist es nur verständlich, dass Ungleichgewichte wie Bewegungsmangel, schlechte Ernährung, ungesunde Lebensweise, Stress, Sorgen, Ängste zu Prana-Blockaden führen können. Diese Atemblockaden, die man nicht immer sofort bemerkt, führen dann letztendlich zu organischen Beschwerden, metabolischen Störungen und gefährlichen Krankheiten. Das Pranayama nun wurde dafür entwickelt, diese negativen Auswirkungen auf Körper und Geist zu beheben bzw. zu verhindern. Grundlage ist immer die Harmonie der Kräfte.

Wie auch in anderen Traditionen, die mit Atemtechniken arbeiten, wird beim Pranayama nicht nur ein- und ausgeatmet, sondern der Atem auch angehalten. Das nennt man „Retention". Dieser Teil der Atempraxis ist dann auch der effektvollste, wenn nicht sogar der gefährlichste.

In bestimmten tantrischen Traditionen, in denen der Atem mit der Lebensenergie in sexueller Hinsicht gekoppelt wird, gilt die Retention z. B. als luststeigernd.

Alle Übungen, bei denen das Anhalten des Atems praktiziert wird, sollten allerdings nicht von Anfängern durchgeführt, sondern nur unter Aufsicht eines erfahrenen Pranayama-Meisters durchgeführt werden.

In den westlichen Kulturen neigt man dazu, alte Traditionen wie das Pranayama zu vereinfachen und auf die schnelllebigen und kurzlebigen Belange des Konsummenschen gewissermaßen „zurechtzuschneiden". Darum denken viele Menschen bei dem Wort „Yoga" ausschließlich an Körperübungen, die dem Wohlbefinden dienen sollen. In Wirklichkeit aber sind Lehren wie das altindische Pranayama weitaus komplexer und vielschichtiger. Und auch komplizierter, denn sie verknüpfen nicht nur Übungen für Körper und Geist, sondern auch ethische Leitsätze, die sogenannten „Yamas" und „Niyamas", die zu berücksichtigen sind, um den

Weg des Atems auch mental richtig zu begleiten.

Pranayama-Übungen werden in der Regel erst dann empfohlen, wenn man bereits ausreichend Erfahrungen mit grundlegenden yogischen Körperstellungen sammeln konnte. Folgende Hinweise solltest du also zusätzlich beachten:

- Immer mit Maß und Bedacht üben!
  Dabei ist es wichtig, dass du deine
  eigenen Grenzen kennst und akzeptierst.
  Niemals zu viel machen wollen. Auch
  sollten die Pranayama-Übungen niemals
  irgendwelche Beschwerden hervorrufen.
  Anstrengung sollte auch vermieden
  werden. Alles sollte immer leicht gehen.
  Der Atem sollte fließen. Darum immer
  mit einfachen Übungen beginnen und
  dich dann steigern.

- Auf deine Intuition hören! Wenn du
  fühlst, dass dir eine bestimmte   Übung

zu viel ist oder nicht gut bekommt,
beende sie und nimm sie vorerst aus deinem Übungsprogramm.

- Niemals Druck auf den Atem ausüben.
Besonders Anfänger neigen dazu, ihren
Atem aus der Lunge zu drücken. Falls
sich die Muskeln des Atemapparats
verspannen sollten oder du nach Luft
schnappst, beende die Übung sofort
oder reduziere sie in ihrer Intensität.

- Immer durch die Nase atmen! Im Pranayama wird niemals durch den Mund
geatmet. Achte auf einen regulierten
Atem, der nicht holprig ist oder sogar
stockt. Bemerkst du, dass er nicht frei
fließt, beende die Übung.

- Morgens ist die beste Zeit! Pranayama
eignet sich ganz besonders für die
Morgenstunden. Dafür solltest du
unbedingt zeitiger aufstehen. Aber auch
die Zeit nach Sonnenuntergang ist für
manche Übungen geeignet. Es ist
empfehlenswert, Pranayama-Übungen
nach der Asana-Praxis zu absolvieren.

- Immer aufrecht sitzen! Dabei ist es wichtig, dass du deine Sitzposition über eine längere Zeit auch ohne Probleme oder Verspannungen beibehalten kannst. Verwende z. B. ein Meditationskissen. Du kannst dich aber auch auf einen Stuhl setzen, wobei du dich niemals anlehnen solltest.

- Nie mit vollem Magen üben! Achte darauf, dass du morgens oder abends immer einen leeren Magen hast, wenn du Pranayama praktizierst. Am Abend sollten mindestens 4 Stunden nach dem Essen vergehen, bevor du mit deinen Atemübungen beginnst. Zur Not gehe davor auf die Toilette und entleere dich.

- Achte auf Nebenwirkungen! Pranayama bewirkt, dass dein Körper verstärkt aufgenommene Giftstoffe wieder ausscheidet. Darin besteht auch eine medizinische Zielsetzung der Übungen. Wenn dein Körper durch die Atemübungen also gereinigt wird, kann es zu Juckreiz, Hautkribbeln oder Hitzewallungen kommen. Diese Nebenwirkungen sollten aber nach einer kurzen Weile wieder verschwinden. Wenn nicht, wende dich an einen erfahrenen Pranayama-Praktiker.

- Achte auf Kontraindikationen! Im Falle von Krankheit solltest du keine Übungen absolvieren. Das gilt auch für Erkältungen. Falls Pranayama während der Schwangerschaft oder für therapeutische Zwecke angewendet werden soll, ist unbedingt ein Arzt zurate zu ziehen.

- Kein Nikotin, kein Alkohol! Wie auch bei anderen Übungen oder Meditationsformen sind Zigaretten und Alkohol auch hier kontraproduktiv.

- Vorbereitende Atemübungen

Mit der folgenden Übung trainierst du deine Aufmerksamkeit für den Atem. In gewisser Hinsicht handelt es sich um eine kurze

Achtsamkeitsübung. So kannst du dich auf weiterführende Praktiken vorbereiten. Es geht hierbei nur darum, zu lernen, wie du deinen Atem beobachten kannst. Es ist nicht das Ziel, ihn schon zu steuern. Das geschieht bei weiteren Übungen. Allein durch diese Übung wirst du ruhiger und entspannter und kannst tiefer atmen.

- Setze dich bequem auf einen Stuhl oder lege dich auf einer Meditationsmatte auf den Rücken, sodass du dich wohlfühlst. Lockere deine Glieder, entspanne deinen Körper. Schließe deine Augen.

- Nun richtest du deine Aufmerksamkeit auf den Atem, wie er natürlicherweise fließt. Steuere ihn nicht. Spüre nur, wie er deine Nasenlöcher durchströmt. Du wirst bemerken, dass die Luft, die du ausatmest, heißer ist als die Luft, die du eingeatmet hast.

- Achte weiter auf deine Atmung. Verfolge jeden Atemzug soweit es geht. Spüre die aufgenommene Luft, wie sie im Rachen und Hals ist, dann in den Brustkorb und in die Lunge wandert.

- Nimm nun auch wahr, wie sich die Lungenbläschen mit Luft füllen und sich dein Brustkorb dehnt und darauf wieder senkt.

- Spüre das Heben deines Bauches bei jedem Einatmen und sein Absenken bei jedem Ausatmen.

- Jetzt ist es an der Zeit, den vollständigen Atemzyklus wahrzunehmen. Spüre allen Empfindungen nach, vom Eintritt der Luft in die Nasenlöcher bis hin zum Transport in den Bauch. Bleibe bei dir, d. h. konzentriere dich auf den Atemprozess. Es kann passieren, dass dich Gedanken dabei ablenken „wollen". Gehe ihnen nicht nach, speise sie nicht mit Energie, sondern kehre wieder zur Beobachtung deines Atems zurück.

- Vor Beendigung deiner einleitenden Übung, solltest du dir unbedingt deines Körpers bewusstwerden. Erst dann die Augen öffnen.

Die zweite Übung, die hier vorgestellt wird, ist eine Übung der sogenannten „Yoga-Atmung", die ebenfalls noch keine eigentliche Pranayama-Praxis darstellt. Der Unterschied zur ersten Übung besteht aber darin, dass du hierbei bereits deinen natürlich fließenden Atem ein wenig steuerst.

- Setzt dich bequem auf einen Stuhl oder lege dich wie auf eine Meditationsmatte auf den Rücken, sodass du dich wohlfühlst. Lockere und entspanne deinen Körper. Schließe die Augen.

- Beginne nun langsam und tief zu atmen und lasse es zu, dass sich dein Bauch dabei vollkommen dehnt. Atme so ruhig und langsam, dass du deinen Atem selbst nicht hören kannst.

- Ist dein Bauch vollständig ausgedehnt, dehne nun auch deine Brust soweit aus wie es dir möglich ist.

- Du atmest immer noch ein. Mit dem letzten Abschnitt deiner Einatmung hebst du jetzt auch den oberen Bereich der Brust an. Alle Teile dieser Übung sollten zusammenhängend, d. h. fließend und ohne Pause ablaufen.

- Ausatmen!

- Dabei lässt du zuerst den oberen Bereich der Brust, dann den Rest absinken. Lass es zu, wenn sich dein Zwerchfell automatisch nach oben zieht.

- Atme nun vollständig aus, und zwar so, dass du die Bauchdecke nach innen ziehst. Dann leerst du ohne jegliche Anstrengung die Luft aus deiner Lunge.

- Bevor du mit dem Atmen fortfährst, ist es wichtig, ihn einige Sekunden lang anzuhalten. Dann setzt du die Übung mit einem erneuten Einatmen fort.

- Du solltest 5-10 solcher gesteuerten Atemzüge durchführen. Mit ein bisschen Übung ist es schon bald möglich, diese Übung auf bis zu 10 Minuten zu verlängern.

- Pranayama-Übung: Nadi Sodhana

Diese Übung besteht in einer willentlich vorgenommenen Wechselatmung. Der Name „Nadi Sodhana" bedeutet „Reinigung der Nadis". Unter Nadis versteht man feine Energiebahnen, die durch deinen gesamten Körper verlaufen und sich in den Chakren sammeln. Die folgende Übung eignet sich gut für Einsteiger ins Pranayama. Trotzdem solltest du mit den vorbereitenden Übungen, wie oben beschrieben, vertraut sein und deine Erfahrungen gesammelt haben.

Bei Nadi Sodhana geht es primär darum, zuerst abwechselnd nur durch jeweils ein Nasenloch ein- und auszuatmen und dann nach einer Weile beide anzugleichen. Diese Übung hat entspannende Wirkung auf dich, gibt dir Kraft und soll vorbeugend gegen Erkältungen wirksam einsetzbar sein.

- Setze dich bequem und mit geradem Rücken auf einen Stuhl.

- Entspanne deinen gesamten Körper.

- Schließe die Augen und beginne, langsam und vollständig ein- und wieder auszuatmen.

- Jetzt mit deinem Daumen das rechte Nasenloch schließen und gleichzeitig über das linke Nasenloch ruhig einatmen. Dabei zählst du innerlich bis vier.

- Nun schließt du mit deinem Ringfinger das linke Nasenloch. Gleichzeitig nimmst du den Daumen von deinem rechten Nasenloch, durch das du nun wieder ein- und ausatmest. Dabei zählst du innerlich bis vier. Achte darauf, dass Ein- und Ausatmung zeitlich gleich bemessen sind.

- Nun wieder das rechte Nasenloch schließen wie zuvor, während du den Ringfinger wieder vom linken Nasenloch nimmst. Über das linke Nasenloch weiteratmen. Wieder bis vier zählen.

- Damit ist eine vollständige Atemrunde beendet.

- Wieder von vorne beginne und insgesamt 10 Runden absolvieren.

- Führst du diese Runden ohne Schwierigkeiten durch, kannst du die Zählzeit verlängern.

Pranayama-Übung: Kapalabhati

Diese Übung wird auch „Feueratem" oder „Schnellatmung" genannt. Wörtlich bedeutet Kapalabathi „scheinender Schädel". Du kannst sie direkt nach deiner vorbereitenden Entspannungsübung durchführen. Du kannst Kapalabhati allein üben oder aber vor der Wechselatmung praktizieren, die weiter unten erläutert wird. Für deinen Körper hat der Feueratem folgende Vorteile:

- Stärkung des Zwerchfells und der Atemhilfsmuskulatur

- Reinigung der Lungen

- Massage von Herz, Leber, Magen

- Erhöhung des Sauerstoffgehalts im Blut

- Verbesserung bestimmter metabolischer Prozesse

- Verbesserung der Körperentschlackung

- Reinigung der Atemwege, Alveolen und Bronchien

- Vorbeugung gegen Heuschnupfen, Asthma und Allergien

Für den Geist hat Kapalabhati folgenden Vorteile:

- Aktivierung des Solarplexus-Chakras oder Sonnengeflechts

- Erhöhung des persönlichen Energie-
  pegels

- Schaffung eines klaren Bewusstseins

- Beseitigung geistiger oder emotionaler
  Verspannungen

- Wirkt gegen Müdigkeit und Ener-
  gielosigkeit

- Aufbau innerer Freude und Kraft

Diese Pranayama-Übung wird wie folgt praktiziert:

- Nimm die Grundposition ein, d. h. setze
  dich mit geradem Rücken hin. Augen
  geschlossen halten.

- Nun atmest du 3-4 Sekunden lang ein, wobei du deinen Bauch nach außen wölbst. Anschließend 3-4 Sekunden lang ausatmen und den Bauch dabei nach innen ziehen. Das machst du 3-8 Atemzüge lang.

- Dann beginnt das eigentliche Kapalabhati, d. h. du atmest jetzt maximal ½ Sekunde lang sehr schnell aus. Dann atmest du maximal ½ Sekunde doppelt so langsam wieder ein. Das wiederholst du etwa 20-100 Mal.

- Danach musst du noch 1-2 Mal mit normaler Geschwindigkeit ein und ausatmen, wonach du deine Lungen bequem atmend etwa ¾ mit Luft füllst. Dabei ist es wichtig, dass du dich immer auf deinen Bauch, die Wirbelsäule sowie den Punkt zwischen den Augenbrauen bzw. deine Schädeldecke konzentrierst. Die Luft kannst du solange anhalten, bis es dir unangenehm wird. Das sind etwa 20-120 Sekunden.

- Anschließend noch 2-4 Mal normal ein und ausatmen und von vorne beginnen. Es sollten insgesamt maximal 5 Runden geübt werden, wobei 3 Runden die klassische Länge der Übung ausmachen.

Es gibt Variationen der Körperhaltung, die du einnehmen kannst, so z. B. der „halbe Lotus", bei der ein Fuß unter dem einen, der andere unter dem anderen Oberschenkel ruht. Beim „vollen Lotus" ruht der eine Fuß auf dem einen, der andere Fuß auf dem anderen Oberschenkel. Was die Hände betrifft, kannst du sie auf deine Knie legen, wobei sich Daumen und Zeigefinger berühren sollen und die Handflächen nach unten zeigen. Du kannst deine Hände aber auch übereinanderlegen oder falten.

- Pranayama-Übung: Anuloma Viloma

Diese Übung, die in einer Wechselatmung besteht, ist eine sehr häufig angewandte Atemtechnik des Pranayama-Yoga. Das abwechselnde Atmen durch das linke und rechte Nasenloch hat zur Folge, dass über die Harmonisierung der beiden im Yoga definierten Energiekanäle Ida und Pingala im menschlichen Organismus auch die beiden Gehirnhälften in einen energetischen Einklang gebracht werden. Nachstehend die Vorteile der Wechselatmung-Übung für den Körper:

- Erhöhung der Lungenkapazität

- Training des Herz-Kreislaufsystems

- Öffnung der Nasendurchgänge

- Vorbeugung von Erkältungen, Allergien, Heuschnupfen, Asthma

Für den Geist bringt diese Übung unter anderem folgende Vorteile:

- Erlangung innerer Ruhe

- Gefühl von Stärke und Kraft

- Erhöhung der Konzentrationsfähigkeit

- Vorbereitung auf Meditationen

Anuloma Viloma wird wie folgt praktiziert:

- Nimm die Grundposition ein, die aus
  einer geraden Körperhaltung besteht.
  Augen geschlossen halten.

- Hebe nun die rechte Hand, nimmt deinen rechten Daumen und schließe mit
  diesem dein rechtes Nasenloch,
  während du durch das linke Nasenloch 4
  Sekunden lang die Luft einziehst. Dein
  Bauch wölbt sich dabei und etwa ¾ der
  Lungenkapazität wird genutzt.

- Nun musst du beide Nasenlöcher schließen, wofür du Daumen und Ringfinger
  benutzt. Halte dann die Luft etwa 4
  Sekunden lang an.

Öffne nun dein rechtes Nasenloch und atme 8
Sekunden lang aus, wobei du deine Lungen fast
vollständig entleeren sollst.

- Jetzt ist das linke Nasenloch zu schließen. Atme dann 4 Sekunden lang durch
  dein rechtes Nasenloch.

- Nun müssen beide Nasenlöcher erneut geschlossen werden. Halte dabei deine Luft 4 Sekunden lang an.

- Dann das linke Nasenloch öffnen und 8 Sekunden lang ausatmen.

- Die Übung von vorne beginnen.

Diese Atemübung sollte mindestens 3-8 Mal hintereinander absolviert werden. Es ist möglich, die Übungsdauer bis auf 20-30 Minuten zu erhöhen. Anfangen solltest du mit Einatmen-Anhalten-Ausatmen, und zwar in der Abfolge 4:4:8. Dann langsam steigern auf 4:8:8, auf 4:12:8, um dann schließlich zu 4:16:8 zu gelangen.

- Pranayama-Übung: Kumbhaka

Wenn dein Atem durch die Pranayama-Praxis sanft geworden ist. Wenn du ruhig und subtil atmen kannst, wenn du deinen Atem „wie eine Geliebte locken" kannst, wie es in traditionellen Schriften umschrieben wird, ist es Zeit, einen weiteren Aspekt der Atmung zu ergründen. Das ist das Kumbhaka, die Pausen nach dem Ein- bzw. Ausatmen. Das Wort „Kumbhaka" ist altindisch und bedeutet „den Atem anhalten".

Bist du in der Lage, deinen Atem sanft zu führen, kannst du mit der Kumbhaka-Praxis zu einer tiefen Ruhe gelangen. Nach dem Einatmen erfährt man so eine starke Energie, dass man mental befähigt ist, sich beim Anhalten des

Atems, der Pause zwischen den zyklischen Extrema mit anderen Worten, seinen Ängsten zu stellen. Beim neuen Atemzug stellst du dir dann vor, neu geboren zu werden. Du kannst deinen Atem aber noch länger anhalten. Dann beginnt bereits die nächste Atemtechnik, d. h. du setzt Bandhas. Verschlüsse, um deine Energie lenken zu können. Das dient der Kontrolle deiner Energien, denn wird der Atem nicht verschlossen, besteht das Risiko, dass diese blitzschnell in deinen Kopf gelangen und dort neue Unruhe schaffen. Tatsächlich ist es so möglich, durch eine falsche Atmung in psychotische Zustände zu gelangen. In der Hatha-Yoga Pradipika wird im 2. Kapitel zum Ausdehnen des Atems gesagt:

„Solange man den Atem anhält, solange der Geist ruhig-fest ist, solange man die Stirn-Mitte schaut, wo gibt es da noch Todesfurcht?"

Der Effekt des Kumbhaka-Atmens ist ein zweifacher: Atmest du ein, wirst du das als das Empfangen von Energie empfinden. Atmest du aus, wirst du das als ein Loslassen von Energie empfinden. Die Pause zwischen Ein- und Ausatmen bewusst wahrnehmen oder sogar auszudehnen, wirkt ausgleichend. Während deiner Atempause kannst du folgende positive Effekte auf Körper und Geist bewirken:

- Vitalisierung deiner Stoffwechselprozesse

- Stärkung der Muskulatur

- Verbesserung der Verdauungsprozesse

- Stärkung des Herz- Kreislaufsystems und Immunsystems

- **Vergrößerung des Lungenvolumens**

5. Eine Quelle namens Qi: Tao-Atmung

Das „Tao Te King" von Laotse gehört wohl zu den bekanntesten Werken aus der altchinesischen Kultur. Es enthält fundamentale Erkenntnisse des Taoismus, der auf das vierte vorchristliche Jahrhundert zurückgeht. Das Wort „Tao" oder „Dao" bedeutet „Weg". Gemeint ist auch der Weg des Atems. So messen die Taoisten dem Atem, wie es auch andere Traditionen tun, größte Bedeutung zu. Der Atem steht zudem in einem engen Verhältnis zu dem, was als Qi, Ki oder Chi bekannt ist. Dieses Wort bezeichnet das Lebensprinzip, die vitale Energie, die natürlich viele unterschiedliche Aspekte, so auch sexuelle, hat.

Kombiniert man Qi mit dem Wort Gong, das Arbeit oder Üben bedeutet, erhält man Qigong, die

Arbeit mit dem Lebensprinzip, dessen Träger der Atem ist.

Qigong ist als Praxis seit dem 3. vorchristlichen Jahrhundert bekannt, als Bezeichnung für ein Übungssystem bestehend aus vielen Tausend Bewegungen und Übungsabläufen dagegen erst seit den 1950er Jahren.

Im Taoismus wird gelehrt, dass wir das Qi über die Luft, also mit jedem Atemzug, buchstäblich „zu uns nehmen". Aber auch aus der täglichen Nahrung beziehen wir Qi, selbst das Immunsystem wird als eine Form des Qi angesehen. Grundlage des Qigongs sind die sogenannten „3 Goldenen Schlüssel" bestehend aus:

- Körper, d.h. Trainieren der Körperhaltung

- Atem, d.h. Regulierung der Atmung

- Geist, d.h. Kultivierung des Bewusstseins (Yi) und Unterbewusstseins (Shen)

Dabei unterliegen diese drei Faktoren von Körper, Atem und Geist dem universellen Prinzip von Yin und Yang, die sich gegenseitig durchdringen, beeinflussen und wandeln.

Ziel ist die Einheit aller drei Faktoren, wofür es notwendig ist, regelmäßige Übungen zu absolvieren. Kann eine Einheit bewusst herbeigeführt werden, kann die Lebensenergie Qi besser zirkulieren, was den Effekt hat, dass der Mensch mehr Vitalität erlangt.

- 2 Qigong-Übungen

- Setz dich entspannt hin und atme ruhig ein. Dabei die Augen schließen. Nach einigen Sekunden beginnst du dich auf deinen Atem zu konzentrieren. Zunächst geht es um deine natürliche Atemweise, die du beobachten solltest. Das ist die Brustatmung. Achte also darauf, wie sich dein Brustkorb hebt und senkt.

- Dann verändere deine Atmung und stelle sie auf Bauchatmung um. Atme ein und ziehe deinen Atem nach unten in die Bauchhöhle. Dann wieder ausatmen. Im Bauch befindet sich dein unteres Energiezentrum, das chinesisch Dantian heißt.

- Immer tiefer atmen! Je tiefer du atmest, desto mehr sinkt dein Körperschwerpunkt in den Bauch. Beim Einatmen durch die Nase darauf achten, wie die Energie aus deinem unteren Energiezentrum wieder an der Wirbelsäule nach oben und beim Ausatmen wieder nach unten wandert.

- Wichtig ist es, die Pause zwischen den
  Atemzügen wegzulassen. Alles soll sich
  in einem kreisrunden und geschlossenen
  Zyklus ohne Unterbrechungen bewegen.

Die zweite Übung lässt sich an die erste an-
schließen oder kann separat durchgeführt
werden:

- Steh auf und stelle dich mit geradem
  Rücken hin. Das Körpergewicht
- gleichmäßig auf beide Beine verteilen.
  Sicher stehen.

- Konzentriere dich auf deine ruhige Atmung wie zuvor und dann auf deine
- Körpermitte.

- Stelle dir nun vor, dass in deiner
  Körpermitte, d.h. dort, wo dein Bauch
  ist, eine Kugel rotiert. Es ist wichtig,
  dass sich die Kugel vor jeder deiner
  Bewegungen zuerst bewegt. Deine
  äußeren Bewegungen passen sich also

der rotierenden Kugel an.

- Nun stellst du dir vor, dass diese Kugel die Mitte deines Körpers verlässt und in deinen rechten Fuß wandert. Sie bewegt sich langsam in deinem Körper nach unten, bis sie dort angekommen ist. Dabei verlagerst du dein Körpergewicht immer mehr auf das Bein, in das die Kugel wandert. Das solltest du soweit tun, bis der linke Fuß vom Boden abhebt. Dabei aber nicht die aufrechte Körperhaltung aufgeben.

- Dann stellst du dir vor, wie die Kugel wieder an ihren Ort in deiner Körpermitte zurückwandert. Ist sie angekommen, stehst du wieder auf beiden Füßen, dein Körpergewicht ist gleichmäßig verteilt.

- Genauso verfährst du nun mit dem linken Fuß.

- Wenn die Kugel wieder in deiner Körpermitte ist, nimmst du beide Hände und legst sie vor den Bauch. Dabei erst die linke Hand unten den Bauchnabel legen. Danach die rechte Hand auf die

linke Hand platzieren. Dabei konzentrierst du dich auf die Berührung deiner
Hände und wie sie auf deinem Bauch
liegen.

- Anschließend machst du noch
  rotierende Bewegungen mit deinen
  Händen.

6. Sieben Stufen zum Geist: Chakren-Atmung

Jeder Mensch verfügt über sieben Chakren oder Chakras (wörtlich „Energieräder") bzw. „Energiezentren" in seinem Körper, die in der Reihenfolge von unten nach oben verlaufen. Jedes Chakra steht für eine Energiequalität, die sich im Menschen unterschiedlich emotional und psychisch ausdrückt. Chakren sind aber auch für die Stabilität der Gesundheit und der Aufrechterhaltung von Körperfunktionen zuständig, da sie eine Art feinstoffliches Gerüst des Organismus bilden.

- Muladhara-Chakra (Wurzelchakra)

Das erste der sieben Chakren ist am unteren Ende deiner Wirbelsäule lokalisiert. Es liegt zwischen Genitalien und Anus und wird auch als Erdchakra bezeichnet, da es als Bindeglied zwischen dir und der Erde auch das Schaltzentrum für die Erdenergien ist, die in deinen Körper gelangen:

- Entspannt auf den Rücken legen.

- Beide Beine so nah wie möglich an deinen Körper heranziehen und die Knie mit deinen Händen umfassen.

- Kopf heben und deine Stirn so nah wie möglich an deinen Oberkörper heranbringen.

- Jetzt 7 Mal ruhig ein und ausatmen. Dabei auf das Wurzelchakra konzentrieren.

- Svadhisthana-Chakra (Sakralchakra)

Das zweite Chakra, das man auch Sexualchakra nennt, ist im Bereich des Kreuzbeins lokalisiert. Es ist seine Aufgabe die sexuellen Energien auf eine gefühlvollere Ebene zu erheben.

- Auf den Rücken legen, wobei die Arme neben dem Körper ruhen. Augen geschlossen halten.

- Jetzt die Fußsohlen zusammenbringen. Dabei deine Knie unangestrengt nach links und rechts fallen lassen.

- In das Sexualchakra einatmen und wieder ausatmen. Nach jedem Ausatmen eine kurze Pause einlegen.

- Stell dir nun vor, dass mit jedem Atemzug die Farbe Orange in das Chakra strömt und damit gereinigt wird. Atmest du aus, verlässt dagegen verbrauchte, graue Luft deinen Körper.

- Atme ruhig, ohne das, was geschieht, zu bewerten. Wenn Gedanken auftauchen, löse sie wieder auf.

- Die Übung wird beendet, indem du die Beine wieder parallel zueinander ablegst.

- Manipura-Chakra (Solarplexus-Chakra)

Das dritte Chakra befindet sich oberhalb des Bauchnabels. Seine Aufgabe besteht in der Stärkung deiner Willenskraft, aber auch der Definition der eigenen Persönlichkeit.

- Entspannt auf den Rücken legen und die Augen geschlossen halten.

- Beginne mit einigen ruhigen Atemzügen und stell dir vor, dass du bei jedem Ausatmen ein bisschen tiefer in den Boden einsinkst.

- Dann so viel Luft wie möglich ausatmen, aber keinen Druck auf die Lungen ausüben.

- Jetzt Ein- und Ausatmen kombinieren, ohne eine Pause dazwischen einzulegen.

Bewusst an die Stelle atmen, wo sich das Manipura-Chakra befindet.

- Auch hier kannst du Farben atmen: Atmest du ein, sollte es ein Gelb sein, das vom Chakra aus deinen gesamten Organismus durchströmt.

- Anahata-Chakra (Herzchakra)

Das dritte Chakra bildet eine weitere Schaltstelle in deinem Körper, denn es verbindet die drei unteren Zentren mit den drei oberen Zentren. So wird das Psychisch-Emotionale aus dem unteren Teil deines Körpers mit dem Geistigen aus dem oberen Teil deines Körpers verbunden.

- Setze dich mit geradem Rücken hin und schließe deine Augen.

- Nun muss deine Aufmerksamkeit voll dem Chakra gelten, d. h. mach es dir bewusst, indem du in das Zentrum hinein atmest.

- Bist du mit dem Chakra verbunden, stell dir z. B. die Figur eines Buddhas vor, die ein grünes Licht ausstrahlt, das in dein Herz hineinreicht. Dann spürst du, wie sich störende Gefühle auflösen.

- Beim Ausatmen strömen diese negativen Gefühle aus deinem Körper hinaus.

- Kommt das Gefühl auf, dass dein Herz gereinigt werden konnte, spüre, wie sich warme Emotionen in deinem Brustkorb entfalten und sich von dort aus überall hinbegeben.

- Genieße diesen Zustand eine Weile.

- Vishuddha-Chakra (Kehlkopfchakra)

Der Sitz des fünften Chakras befindet sich im Bereich des Kehlkopfes, weshalb es mit Sprache und Kommunikation, aber auch Kreativität verbunden wird.

- Aufrecht hinsetzen und die Augen geschlossen halten.

- Atme tief ein und aus und vermeide die Pausen zwischen den Atemzügen. Wenn Gedanken auftauchen, nimm sie wahr, ohne sie bewerten zu wollen. Konzentriere dich nur auf deinen Atem und dann auf dein Kehlkopfchakra.

- Stell dir vor, wie das Chakra mit jedem Atemzug weiter und größer wird, was ganz harmonisch vonstattengeht.

- Nun kannst du dir vorstellen, wie du
  strahlend blaues Licht einatmest und
  das Licht dein Chakra reinigt, wobei deine Ängste mit jedem Ausatmen den
  Körper verlassen. Von der Entspannung,
  die einsetzt, sind auch Hals, Unterkiefer,
  Mund und Stimmbänder betroffen.

- Ist dein Chakra gereinigt, kannst du dir
  vorstellen, wie das reinigende blaue
  Licht sich in deinem gesamten Körper
  entfaltet und überall dort heilend wirkt,
  wo du durch die Kraft der Worte verletzt
  wurdest.

- Genieße diesen Zustand eine Weile.

- Ajna-Chakra (Stirnchakra)

Das sechste der sieben Chakren befindet sich
zwischen deinen Augenbrauen und wird oft als
das Dritte Auge bezeichnet. Es steht für Intui-

tion und Inspiration, aber auch für die Erkenntnis von wahrem Sein.

- Setz dich bequem hin und halte deine Wirbelsäule so gerade wie möglich. Augen geschlossen halten.

- Konzentriere dich nun auf die Stelle zwischen deinen Augenbrauen.

- Atme ruhig ein und aus, wobei du vor jedem Ausatmen eine kurze Pause einlegst.

- Gedanken, die auftauchen, werden wahrgenommen, aber nicht bewertet. Lass sie ziehen und lege deine ganze Konzentration auf deinen Atem.

- Stell dir nun vor, wie bei jedem Atemzug, mit dem du Luft einziehst, ein violettes Licht in dein Drittes Auge strömt. Es wirkt reinigend und heilend, sodass alles negativen Gedanken aufgelöst werden. Geschieht dies, kann

das Dritte Auge zu einer Quelle deiner
Intuition werden.

- Ist dein Kopf klar geworden, stell dir
  vor, dass sich das violette Licht überall
  in deinem Körper entfaltet und dir einen
  tiefen Frieden schenkt.

Sahasrara-Chakra (Kronenchakra)

Das letzte der Chakren der Reihenfolge nach befindet sich am Scheitelpunkt deines Kopfes. Seine Aufgabe ist es, dir spirituelle Erkenntnis zu vermitteln. Es geht dabei um Erleuchtung und Selbstverwirklichung.

Setze dich aufrecht hin und halte deine Augen geschlossen. Deine Hände liegen auf deinen Oberschenkeln.

- Konzentriere dich nun auf deinen Atem, wobei du dir vorstellen musst, dass sich dein Kronenchakra nach oben hin öffnet und strahlend weißes Licht in deinen Kopf strömt. Dabei bleibe aber immer auf deinen Atem konzentriert. Nach jedem Einatmen eine kurze Pause einlegen.

- o Gedanken, die auftauchen, solltest du wahrnehmen, aber, wie auch schon bei anderen Übungen, unbewertet ziehen lassen.

- o Nun stell dir weiter vor, wie dein Körper von dem weißen Licht nach und nach mehr und mehr erfüllt wird. Atmest du ein, strömt das weiße Licht in dich hinein. Atmest du aus, strömt dunkles Licht aus dir heraus. Das sind deine negativen Gedanken, die eine Barriere zwischen dir und deiner Erkenntnis bilden.

- o Weiter atmen, sodass dein gesamter Körper ein einziges weißes Licht ist.

- o Genieße diesen Zustand eine Weile.

5. Fazit

Egal, um welche Tradition es sich handelt. Ob Buddhismus, Hinduismus, Sufismus, Taoismus, Zen oder andere Weisheitslehren, sie alle haben im Atem den Träger des Lebens erkannt.

Es ist nur leider bezeichnend für die moderne westliche Zivilisation, die sich als so umfassend aufgeklärt gibt, dass sich gerade hier sehr viele Menschen durch ihre auf die Materie ausgerichtete Lebensweise von diesem Leben buchstäblich „abschneiden". Atemlos oder kurzatmig, hastig, unachtsam, gestresst und enerviert gehen sie den Aufgaben ihres Alltags nach, die nicht selten ein weiteres Hindernis auf dem Weg zu einem gesunden Leben bilden. Ein Leben, in dem Körper und Geist harmonisch zusammenwirken können. So wird die westliche Lebensweise zu einem andauernden Störfaktor, zu einem durchdringenden Hintergrundgeräusch, dass viele Menschen nicht aus ihrem Kopf bekommen.

Dabei ist der Weg in die Stille und zu sich selbst, der Weg zur Quelle der eigenen Kräfte nicht schwer zu beschreiten. Alles, was es bedarf, ist eine gewisse Disziplin. Wer mit Bedacht an das Thema „Atmung" geht, findet auch schnell die für ihn oder sie passende Praxis. In diesem Buch sind zahlreiche Übungen vorgestellt worden. Wer sich näher mit Atemtechniken beschäftigt und zu einem täglichen Praktiker wird, kann schon bald die Grundübungen hinter sich lassen und sich komplexeren Praktiken, die auch längere Meditationen miteinschließen, widmen.

Wer atmet, ist am Leben ...Diese Grunderkenntnis, die so einfach ist, steht immer am Anfang der bewussten Beschäftigung mit der Atmung. Wie die Nahrung, die wir täglich aufnehmen müssen, um zu überleben, ist die Luft, die wir in unsere Lunge ziehen, die Grundlage der Verbindung zwischen Körper und Geist. Ohne Geist kann unser Körper nicht existieren. Der Körper ist sein Vehikel. Das Lebensprinzip, das über den belebenden Atem durch unseren Organismus zirkuliert, ist der Schlüssel zu geistigem Erwachen.

Empfehlungen

Wenn du noch weitere Informationen zum Thema Atemtechniken benötigst, dann kann man diese beiden Onlinekurse Empfehlen.

Sie können ganz einfach Online als Video abgespielt werden und sind von überall aus abspielbar.

„Atempower" Der „Besondere" Online-kurs: http://bit.ly/2qKx5Y5

Chakra Meditation: http://bit.ly/2OgjDnO

Weitere Bücher des Autors

Hier findest du weitere Bücher von Malte Hunsacher. Malte Hunsacher konnte sich über mehrere Jahre Wissen und Erfahrungen in den Bereichen Gesundheit, Sport und Ernährung aneignen. Dieses Wissen möchte er mit seinen Lesern teilen und ihnen zeigen, dass er für jeden möglich ist, ein gesundes Leben mit einem fitten Körper zu führen. Wenn auch du lernen willst, wie du mehr Vitalität in deinem Leben bekommst, dann schaue dir die anderen Bücher von Malte Hunsacher an.

Link zum Autoren-Profil:

https://amzn.to/2KanqAA

ENDE

Ich hoffe, das Buch hat dir gefallen.

Im Übrigen wäre ich Dir sehr dankbar, wenn du dir eine Minute Zeit für ein Feedback auf Amazon.de nimmst!

Hier gehts zum Buch auf Amazon.de:
https://amzn.to/2KanqAA

Haftungsausschluss

Die Umsetzung aller enthaltenen Informationen, Anleitungen und Strategien dieses Buchs erfolgt auf eigenes Risiko. Für etwaige Schäden jeglicher Art kann der Autor aus keinem Rechtsgrund eine Haftung übernehmen. Für Schäden materieller oder ideeller Art, die durch die Nutzung oder Nichtnutzung der Informationen bzw. durch die Nutzung fehlerhafter und/oder unvollständiger Informationen verursacht wurden, sind Haftungsansprüche gegen den Autor grundsätzlich ausgeschlossen. Ausgeschlossen sind daher auch jegliche Rechts- und Schadensersatzansprüche. Dieses Werk wurde mit größter Sorgfalt nach bestem Wissen und Gewissen erarbeitet und niedergeschrieben. Für die Aktualität, Vollständigkeit und Qualität der Informationen übernimmt der Autor jedoch keinerlei Gewähr. Auch können Druckfehler und Falschinformationen nicht vollständig ausgeschlossen werden. Für fehlerhafte Angaben vom Autor kann keine juristische Verantwortung sowie Haftung in irgendeiner Form übernommen werden.

Urheberrecht

Alle Inhalte dieses Werkes sowie Informationen, Strategien und Tipps sind urheberrechtlich geschützt. Alle Rechte sind vorbehalten. Jeglicher Nachdruck oder jegliche Reproduktion – auch nur auszugsweise – in irgendeiner Form wie Fotokopie oder ähnlichen Verfahren, Einspeicherung, Verarbeitung, Vervielfältigung und Verbreitung mit Hilfe von elektronischen Systemen jeglicher Art (gesamt oder nur auszugsweise) ist ohne ausdrückliche schriftliche Genehmigung des Autors strengstens untersagt. Alle Übersetzungsrechte vorbehalten. Die Inhalte dürfen keinesfalls veröffentlicht werden. Bei Missachtung behält sich der Autor rechtliche Schritte vor.

www.ingramcontent.com/pod-product-compliance
Lightning Source LLC
Chambersburg PA
CBHW061813250726
48657CB00001B/411